第8回伊豆GUT研究会

# 伊豆GUT

消化管の病気を學ぶ！ 【第8巻】

編集　市田 隆文（湘南東部総合病院院長）

アークメディア

# 序

　伊豆GUT研究会は，順天堂大学医学部附属静岡病院の市田隆文教授（現：湘南東部総合病院院長）が立ち上げられ，今回で第8回目となった．毎年，6月に開催されていたが，今回は諸事情により2014年3月1日に開催された．

　今回は，上部消化管の臨床としては杏林大学・医学部第三内科教授の高橋信一先生に「ピロリ菌除菌の実際－胃炎保険適用後1年を迎えて－」という演題で，タイムリーな話題を講演していただきました．下部消化管の臨床としては秋田赤十字病院・消化器病センター長の山野泰穂先生に「大腸鋸歯状病変－内視鏡からのアプローチ－」という演題で，現在問題となっているsessile serrated adenoma/polyp（SSA/P）の臨床像はもちろん臨床と連携した分子生物学的解析まで講演していただきました．病理としては日本の消化管病理学の巨匠の一人であります東京医科歯科大学および筑波大学・名誉教授の中村恭一先生には「3つの公理の上に建つ胃癌と大腸癌の臨床病理学的構造」という演題で，胃癌と大腸癌の組織発生とその研究における基本的姿勢を教えていただき，身の引き締まる思いで拝聴いたしました．

　日本の消化管の臨床のレベルは世界一であり，そのおかげで消化管の病理診断も高いレベルを維持できているものと思われます．消化管の分野は，今後も新しい医療技術の導入や病気の変化，新しい知見の発見に伴い，さらに進歩していくものと思われますが，その際臨床と病理が一丸となって進んでいくことが重要だと考えます．この会では上部・下部の臨床に病理を加えた3つの話題に関して，その分野のトップドクターから歴史的な話から最新の知見まで，幅広く解説していただけるため，幅広い知識を得ることができます．そして，医療・医学の進歩へ先駆的に貢献する役割も果たせる日本最高峰の研究会と言っても過言ではない．毎年楽しみにしていましたこの会で，これまで多くのことを勉強させていただけたことに感謝しています．

順天堂大学大学院医学研究科・人体病理病態学

八 尾 隆 史

# 伊豆GUT
消化管の病気を學ぶ

# Contents
第8回伊豆GUT研究会

序文
　　　順天堂大学大学院医学研究科・人体病理病態学　　八　尾　隆　史

## 講演1　上部消化管　　　　　　　　　　　　　　　　　　　　　　p.7
　　　座長：順天堂大学医学部附属静岡病院がん治療センター　　飯　島　克　順

「ピロリ菌除菌の実際－胃炎保険適用後1年を迎えて－」
　　　　　　　　　　　　　杏林大学医学部第三内科　　高　橋　信　一

## 講演2　下部消化管　　　　　　　　　　　　　　　　　　　　　　p.24
　　　　　　　　　　座長：寺井クリニック　　寺　井　　　毅

「大腸鋸歯状病変－内視鏡からのアプローチ－」
　　　　　　　　秋田赤十字病院　消化器病センター　　山　野　泰　穂

## 講演3　消化管病理　　　　　　　　　　　　　　　　　　　　　　p.38
　　　座長：順天堂大学医学部附属静岡病院病理診断科　　和　田　　　了

「3つの公理の上に建つ胃癌と大腸癌の臨床病理学的構造」
　　　東京医科歯科大学名誉教授・筑波大学名誉教授・
　　　横浜市立みなと赤十字病院病理診断科　　中　村　恭　一

## 上部消化管

# ピロリ菌除菌の実際
## －胃炎保険適用後１年を迎えて－

## 高橋信一
杏林大学医学部第三内科

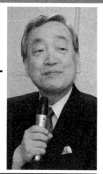

　1992年，ピロリ菌が胃粘膜生検材料より初めて分離培養され30年が経過した．本邦においては，2000年，消化性潰瘍を対象にピロリ菌除菌が保険適用となり，同疾患の一般的な治療法と認知されている．この間，幾多の研究成果が発表され，本菌と慢性胃炎，そして胃がん発症との深い関連性が明らかとなってきた．これを受け，2013年2月，長い間の念願であった*H. pylori*感染胃炎に対する除菌療法が保険収載された．これですべての*H. pylori*感染者の除菌が可能となる道筋が確立されたわけだが，その後1年が経過した．除菌療法の現状は変化したか？　胃がん撲滅の悲願は？

　そこで本稿では，ピロリ菌と胃がんとの関係，そしてピロリ除菌の実際を解説したい．

## 1 ▶ 本邦における胃がんの発症数と死亡数

　図1のとおり，率にすると胃がん発症率，死亡率も減少しているが，胃がん患者の実数は男女とも増加しており，特に男性で著しい．また，死亡数も減少が認められず，毎年5万人が胃がんにより死亡している．あまり問題視されていないが，大変な数である．

---

Shin'ichi TAKAHASHI : Situation on *H. pylori* eradication- one year since national insurance coverage of *H. pylori* related gastritis

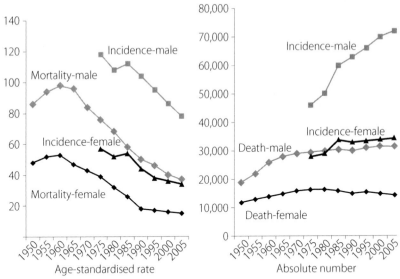

図1 Trend of incidence & mortality of gastric cancer in Japan
(Inoue M et al : Postgrad Med J 81 : 419–424, 2005)

## 2 ▶ 胃がんとH. pyloriの研究史（表1）

　表1に胃がんとH. pyloriの研究史を示す．1991年に発表されたFormanら，Nomuraら，Parsonnetらによる3つの代表的コホート研究は，胃がんの診断を受ける以前に保存されていた血清のH. pylori抗体価を測定する手法（前向き研究）で行われ，H. pylori陽性者は陰性者に比べ胃がん発症率が高いことを報告した（表2）．その後1993年，EUROGAST Study Groupが行った13カ国17施設による報告でも，H. pylori陽性率と胃がんの死亡率との間に相関があることが明らかにされた．1994年，世界保健機構（WHO）の下部組織である国際がん研究機関（IARC）により，H. pyloriは胃がんの確実な発癌因子であるdefinite carcinogen（group 1）と認定された（表1）．この内容は2012年に行われた同会議においても追認されている．この結論は，疫学的検討に基づいたものでは

表1 　*Helicobacter pylori* と胃がん研究の歩み

1) 1991年 3件の前向きコホート研究：*H. pylori* 陽性者は胃がん発症率が高い
2) 1993年 EUROGAST Study Group：*H. pylori* 感染率と胃がん死亡率に相関
3) 1994年 NIH Consensus Conference：興味深い関係でさらなる探求が必要
2) 1994年 IARC/WHO：definite carcinogen（group 1）
3) 1998年 スナネズミに *H. pylori* 単独感染で胃がん発症
4) 2001年 Uemura study
5) 2003年 スナネズミモデルにて除菌による胃がん予防効果
6) 2004年 除菌による胃がん発症予防効果（中国）
7) 2008年 EMR後胃における除菌の胃がん予防効果（Japan Gast Study Group）
8) 2009年 日本ヘリコバクター学会ガイドライン発表：「*H. pylori* 感染症」
9) 2013年 胃がん予防を視野に入れた「慢性胃炎」の保険適用

表2 　*H. pylori* 感染と胃がんとの関連：コホート研究

| 研究者名 | 対象（地域） | 平均年数 | 症例数 | | オッズ比（95% CI） |
| --- | --- | --- | --- | --- | --- |
| | | | ケース | コントロール | |
| Forman | イギリス | 6 | 29 | 116 | 2.8（1.0〜8.0） |
| Nomura | ハワイ | 13 | 109 | 109 | 6.0（2.1〜17.3） |
| Parsonnet | カリフォルニア | 14 | 109 | 109 | 3.6（1.8〜7.3） |

あるが，*H. pylori* 感染による胃発癌において，肺癌における喫煙，肝細胞癌におけるB型肝炎ウイルス感染などと同等の発癌因子とする認定であった．

## 3 ▶ *H. pylori* 感染と萎縮性胃炎の進展

　胃がん発症の背景胃粘膜として萎縮性胃炎が知られている．大分大学の藤岡らは感染モデルとしてニホンザルを用い，*H. pylori* 感染による萎縮性胃炎の進展を世界で初めて報告した．われわれも萎縮性胃炎のマーカーとして知られるペプシノゲンⅠ/Ⅱ比を計測した結果，どの年代に

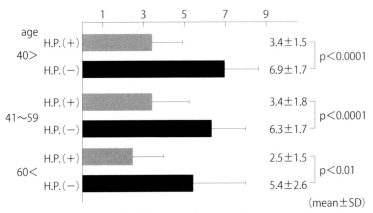

図2　Serum PG Ⅰ/Ⅱ ratio in *H. pylori* positive or negative patients

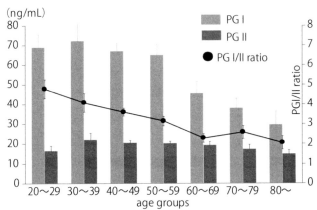

図3　The serum PG Ⅰ, PG Ⅱ and PG Ⅰ/Ⅱ ratio in Hp positive subjects

おいても *H. pylori* 感染者が非感染者に比べ有意にペプシノゲンⅠ/Ⅱ比が低値，すなわち萎縮性胃炎が進行していることを明らかにした（図2）．

さらに，*H. pylori* 感染は5歳以下の年少児に生じることが示されているが，その感染児が年を取るに従って，*H. pylori* 感染が持続し，萎縮性胃炎が進行することを報告した（図3）．

2001年，Uemuraらは前向きの臨床研究として，胃・十二指腸疾患を対象に平均8年間の内視鏡による経過観察を行い，*H. pylori* 感染者（1,246

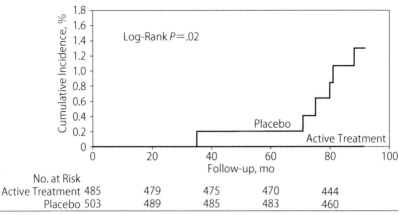

図4 Kaplan-Meier analysis of gastric cancer development with respect to treatment in participants with no atrophy, intestinal metaplasia, or dysplasia（Wong BC et al：JAMA 291：187-194, 2009）

例)からは2.9％（36例）に胃がんが発症したが，非感染者(280例)からは胃がんの発症は認めなかったと報告した．この報告は*H. pylori*感染と胃がんの関連を実証するものとして世界中に強い衝撃を与えた．

## 4 ▶ 除菌による萎縮性胃炎の改善

大分大学の児玉らは，除菌成功後の10年間の定期的組織診断により，*H. pylori*の炎症スコアや活動性スコアの明らかな改善を報告している（Kodama M et al：J Gastroenterol 47：394-403, 2012）．この論文により*H. pylori*感染胃炎に対する除菌療法が保険収載されたわけである．

## 5 ▶ 除菌による胃がん予防

まず2004年Wongらが，経過観察開始時に萎縮性胃炎，腸上皮化生，異形上皮などが認められないgroupで*H. pylori*除菌をすると，胃がん発症が有意に減少すると報告した．衝撃的な報告であった（図4）．

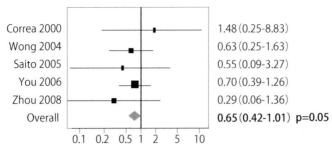

図5 Meta-analysis of preventive effect in *H. pylori* eradication
（Fuccio L et al：Ann Intern Med 151：121-128, 2009,
Ford AC et al：Ann Intern Med 151：513, 2009）

　メタ解析でも，*H. pylori*除菌による胃がん発症減少効果が示されている（図5）.

## 6 ▶ ピロリ菌の診断法

　*H. pylori*の感染診断は，胃内視鏡検査にて得られる胃粘膜生検材料を用いる，いわゆる侵襲的検査法（点の診断）と生検材料を用いない非侵襲的診断法（面の診断）に分類される.

　侵襲的診断法（図6）には，迅速ウレアーゼ試験（rapid urease test：RUT），鏡検法，培養法，また非侵襲的検査法（図7）では，$^{13}C$-尿素呼気試験（urea breath test：UBT），便中*H. pylori*抗原測定法，血清および尿中*H. pylori*抗体測定法がある．*H. pylori*の診断は，各検査法の特徴をよく理解したうえで選択する．内視鏡検査が行われる場合はRUTが適当であり，それ以外の場合はUBTまたは血清抗体法が適当と考えている．

　診断精度を上げるため，2010年4月より，本菌診断法のうち2種類の同時算定が保険収載された.

　なお，PPIや一部の粘膜防御系薬剤など*H. pylori*に対し静菌作用を有する薬剤を内服中の場合，偽陰性を防ぐため，内服中止後2週間以上あけて検査を行うことが保険適用の用件となっている.

　除菌判定は，*H. pylori*感染が陰性となったことを確認する検査法であ

講演1．ピロリ菌除菌の実際－胃炎保険適用後1年を迎えて－

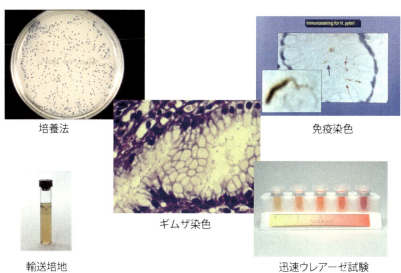

図6　侵襲的診断法

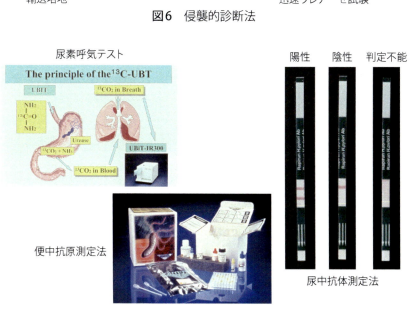

図7　非侵襲的検査法

り，そのため特異度の高い面診断法を用いる．UBTあるいは便中抗原測定法が選択されるが，ここでも診断精度を上げるため両法を同時算定

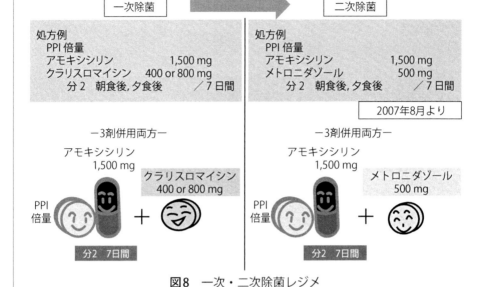

図8　一次・二次除菌レジメ

することが可能である．また，偽陽性，偽陰性を防ぐため除菌終了後なるべく期間をあけて，できれば6～8週後に行うのが適当である．ここで，血清抗体法は除菌成功後もその抗体価の消失に長時間を要するため，除菌判定には用いない．

## 7 ▶ 除菌療法の実際

　保険収載された一次除菌レジメは，プロトンポンプ阻害薬（PPI）＋amoxicillin（AMPC）＋clarithromycin（CAM）を1週間投与する3剤併用療法である（図8）．PPIとしてはlansoprazoleあるいはomeprazole, rabeprazole, esomeprazoleを常用量の倍量，AMPCは1,500 mg, CAMは400～800 mgを1日2回に分けて3剤を1週間内服する方法である．除菌率については，2000年の保険収載の頃の90％程度が，最近では70％前半まで低下してきており（図9），その理由のひとつとしてCAM耐性菌の増加があげられている．日本ヘリコバクター学会による全国規

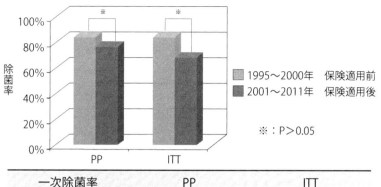

**図9** 保険適用前後の一次除菌率(1995～2011)

模の耐性菌サーベイランスの集計では，CAM耐性率は，2000年は約7%であったが，2006年には約27%となり，マクロライド系薬剤の使用量の増加がその一因と考えられている(**図10**)．この耐性菌感染例では除菌率が著明に低下し，臨床上，大変重要な問題である．

現在，一次除菌不成功例に対する二次除菌レジメとして，2009年日本ヘリコバクター学会ガイドラインから，CAMに代えmetronidazole (MNZ)の使用が提唱され，現在PPI＋AMPC＋MNZによる3剤併用療法が保険適用となっている(**図9**)．本邦においてはMNZの処方頻度は低く，そのためMNZ耐性菌も少なく，二次除菌率は90%以上と高率である．

ここで，三次除菌以降のレジメについては現在検討中であり，確定したものはなく，保険も適用されない．当科ではニューキノロン系薬剤を用いた検討を進めているが，除菌療法の普及とともに三次除菌対象例の増加が予想され，そのレジメの確立が急務である．

## 8 ▶ 日本ヘリコバクター学会認定医制度

**表3**に *H. pylori* 除菌療法に関する患者説明の要点につき記した．その

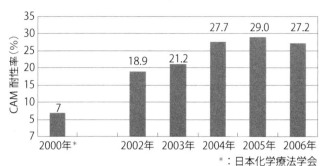

**図10** H.pyloriのCAM耐性率(全国平均,日本ヘリコバクター学会)

**表3** H. pyloriに関するICについて

1) 細菌学的な事柄
 ・どんな細菌,どのような病気と関係するの?
 ・どのように発症するの?
 ・なぜ胃内に生息できるの?
2) 疫学について
 ・感染経路,どこからうつるの?
3) 感染しているかの検査法について
4) 複雑な除菌法について(一次,二次,そして三次)
 ・失敗したときの対処法
 ・副作用について
5) 除菌判定法について

内容には,消化器内科のみならず,細菌学,疫学,薬理学,病理学など多彩な知識が必要となる.そこで,国民にわかりやすいH. pylori診療の担い手として,日本ヘリコバクター学会では学会認定医制度を5年前から発足している.現在全国で1,000名以上の認定医が活躍中である(2014年6月現在1,091名).

以上,H. pyloriと胃がん,そしてその診療について概説した.本稿以外,昨年発行された日本ヘリコバクター学会誌Supplement2013や日本

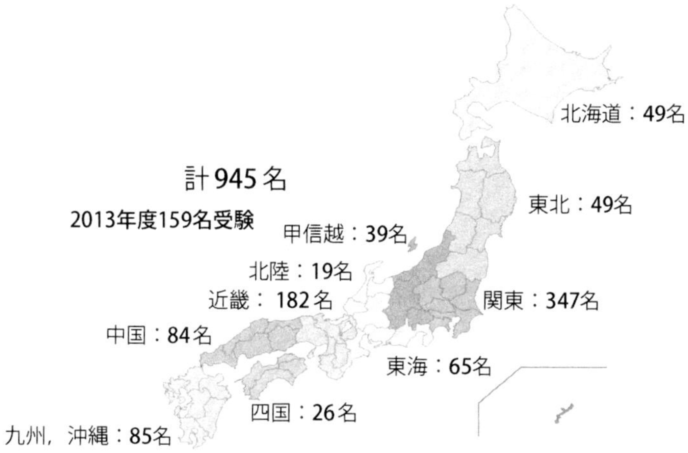

計945名
2013年度159名受験

北海道：49名
東北：49名
甲信越：39名
北陸：19名
関東：347名
近畿：182名
中国：84名
東海：65名
四国：26名
九州，沖縄：85名

**図11** 地域別 *H. pylori*（ピロリ菌）感染症認定医数（2012年11月）

　ヘリコバクター学会ホームページ（http://www.jshr.jp/）にも本件に関して詳しく解説されているのでご活用いただきたい．さらにホームページには，複雑な背景の症例や自費診療を担当する学会認定医の氏名も地区別に掲載されているのでご参照いただきたい．

　今後，除菌療法の対象は，超高齢者や重い肝疾患，あるいは腎疾患を有する症例，さらには抗血栓療法薬を内服する症例が増加し，除菌すべきかどうか，あるいはどのように除菌すべきか，苦慮する場面が多くなろう．多くのエビデンスを積み上げ，さらに臨床に即したガイドラインの確立が望まれる．

### ❖文献

1) 浅香正博，菅野健太郎，高橋信一，他：*H. pylory* 感染の診断と治療ガイドライン2009改訂版．日本ヘリコバクター学会誌　10：104-128，2009
2) ヘリコバクター・ピロリ感染胃炎の診断と治療．日本ヘリコバクター学会誌 supplement，2013

# Question & Answer 質疑応答

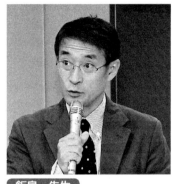
飯島 先生

【飯島】高橋先生ありがとうございました．続いて質疑応答に移りたいと思います．

【小野】高橋先生ありがとうございます．私もかつて先生と一緒に仕事をさせていただいたことがあり感慨深く拝聴しました．ピロリ陽性の人を除菌すると胃がんが抑制されるという仕事を高橋先生はじめ，多くの $H.pylori$ 専門の先生方がやってこられてほぼ確立したといっていいと思います．私は若干懐疑派といわれて，先ほどのベンジャミン・ウォールのもそうですが，primary endpoint は negative で，萎縮のない人に除菌をするといいということですね．早期胃がんで ESD をするようなレベルの人で萎縮が起きた人に除菌をすることで本当に胃がんを予防できるかというのは『Lancet』の論文がひとつで，その後にでた阪大，九大，和歌山のコホートも全部 negative です．胃がんの ESD 後を除菌すべきかというのは問題があると思います．なぜかというと，マーチン・ブレイザー教授が『Nature』に，いままで何百万年も共生してきてピロリはよいことをしているのではないか，アレルギーなどが最近増えているのは清潔になりすぎているからではないかということを書いています．また，彼は『Nature』のなかで赤ちゃんのときに感染させて，20歳過ぎたら殺せばいいというようなことも書いています．実際に萎縮が進んでいるような段階で除菌をすることに意味があるのか．除菌をした場合に COPD を悪化させるとか，GERD を増や

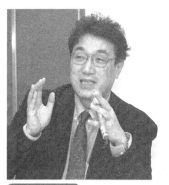
小野　先生

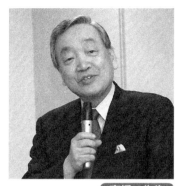
高橋　先生

して肺炎になりやすいという欧米のデータもあります．私は胃がんで ESD をするような人で萎縮のある人に除菌をするというのにあまり積極的ではないです．先生のご意見をうかがいたいと思います．

【高橋】はい．ご質問ありがとうございます．この間も同じようなご質問をいただいたと思いますが，あれは深瀬先生の論文で，早期胃がんの術後除菌で胃がんの発症が 1/3 になるので，やらないよりは除菌をやったほうがいいだろうということで，ある程度胃粘膜萎縮が進んだ人はどうしても除菌後も胃がんがでてくる．これは B 型肝炎でも C 型肝炎でも，ウイルスがいなくなっても残念ですが肝がんが発症してくる．それと同じでやはりある程度萎縮が進んだ人は胃がんの発症率が高い．あるいは除菌をしても胃がんがでてくる人はいるわけです．

【小野】日本でも 15％ ぐらい GERD がでるといっています．肺炎とか COPD の関連は日本ではあまり研究されていませんが，欧米では関連があるといわれています．そうするとあえて除菌しなくてもいいのではないか．することによるデメリットがあるのであれば萎縮のあるようなレベルの人にあえてしなくてもいいような気がしています．

【高橋】やはり除菌により発がんが抑えられているのではないか．深瀬先生の研究も長期でみていかなければいけないと思います．大事なのは発がんし

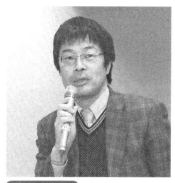
石井　先生

なかった群ではなくて，発がんした方々がどうだったかということを早く発表してほしいと思います．そのへんに何かヒントがあるはずですね．先生がおっしゃるようにEMRをやって何もわざわざ除菌をやらなくてもとか，引っかかってくるかもしれませんし，それだからやったほうがいいのではないかとか，放っておいたら胃がんになったとか……．

【小野】萎縮の程度で分けるとかそういうこともありうるのではないかという気がします．

【高橋】はい．そのとおりだと思います．ありがとうございました．

【小野】ありがとうございました．

【飯島】ほかにご質問ありますか．

【石井（石井内科）】学術的なことではないですが，いまの自費診療の三次除菌，ペニシリンアレルギーに対する除菌に対して保険適用が拡大するような予定はどうでしょうか．開業医は自費というと患者さんからは「やっぱり高い」といわれます．肝炎では5年ぐらい待つとどんどん新しい薬ができてきます．ピロリ菌も最近保険適用されましたが適用の拡大はどうなっているのでしょうか．費用の面でとおっしゃる患者さんには「5年ぐらい待つと新たな薬が保険に通るかもしれないですね」と口をにごしています．そのへんはいかがでしょうか．

【高橋】本当に申し訳ないですけど，ペニシリンアレルギーについては患者さんの数が少ないということと，データが多くないのですね．胃炎で保険が通ったのは世界中のデータがあったからです．ですから公知申請されたのです．ペニシリンアレルギーでたくさんの統計がないですから公知申請は難しいと思います．ただ，自費診療の場合は先生が費用を決めればいいわけですから，先生が決めて実費でやっていただくとかされるといいかもしれません．

私のところで自費診療をする場合，内視鏡をすると4万6千円ぐらい．内視鏡をしないと3万円前後です．そうやって決めてやっています．

【飯島】ほかにはいかがでしょうか．

【若村（昭和大学横浜市北部病院）】私は臨床で外来をやっていて除菌後の患者さんによく「除菌したあとに感染することは本当にないですか」と聞かれます．日本では食品の衛生管理がしっかりなされていてきれ

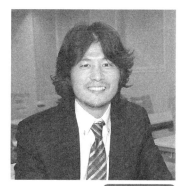

若村　先生

いだから感染することはほとんどないですよと言いますが，実際はどうでしょうか．例えば東南アジアに旅行した場合などでまた感染することはないでしょうか．

【高橋】大人になってからはピロリ菌にかからないです．胃酸がでているし，胃粘膜の免疫能がありますから．5歳以下の子ども，5歳以下のときにかからなければほとんどかからない．昔は内視鏡医でHPの抗体価が高い方が多かったから，その人たちを調べたら，ピロリ菌がいない．かかるけれど自分で排除してしまう．どこからかかるかというと内視鏡の鉗子口からなのです．そういうことで大人はかからないと言っていただいて大丈夫です．

【若村】ありがとうございました．

【飯島】ほかにいかがでしょうか．

【宮地（昭和大学横浜市北部病院）】人間ドックで胃カメラの所見を付けていますが，萎縮性胃炎のある若い人にはピロリ菌を調べて除菌をしてくださいというコメントを書きます．70歳代ですと萎縮の程度もいろいろありますが，除菌を勧めるべきかどうか，とても悩みます．除菌を勧めないで5年後にその人が胃がんになったら，私の書いた所見で訴えられたりするだろうかという不安もあります．何歳までなら除菌を勧めたほうがいいか教えてください．

【高橋】検診をやっておられる先生方によく聞かれます．いままで特に異常

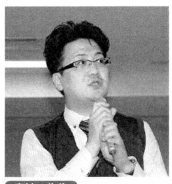
宮地　先生

なしとしていた慢性胃炎とか萎縮性胃炎でどうしたらいいかということですね．先生がいまおっしゃるとおりです．萎縮が強いような人はコメントとして自覚症状と関係なく中等度以上の萎縮があれば一度消化器内科を受診したほうがいいと書いていいと思います．ピロリ菌感染診断が保険でできますので，内視鏡で胃炎があればそれも書いていいと思います．ABC検診もそうですけど，ピロリ菌がいるからどこかで診てもらいなさいというところまで面倒みてあげないといけないですね．無駄に脅かしてしまって，大腸癌の便潜血もそうですね．便潜血陽性で大腸癌の疑いがあるとか患者さんに不安だけ与えてしまうのはよくないです．検査まで面倒みないと．ピロリ菌もそうです．ABC検査でピロリ菌がいるから内視鏡を受けなさいという．内視鏡をできるところはそれほどないですからね．ですから5年計画，10年計画でやっていく．先生のいまのご質問に正確に答えられる人はいないと思います．いま先生がやっておられることを続けていただいて，そのときに癌がなければ訴えられるということはないですから．

【今井（今井医院）】子どものころに5歳以下で H.pylori に感染して，その後持続感染になっていて，免疫能が原因で免疫がうまく働かないということで持続感染になっているとすると，それを大人になって除菌をして，除菌したあとにまたどこかから入ってきた場合にうまく免疫が働かなければ再感染ということはありますか．

【高橋】それはありえないです．たくさんの人で除菌に成功したがもう1回でてきた人をたくさん調べて再感染か，あるいは再燃かというのでみてみました．たくさんの再燃の人がみつかりました．つまり前のピロリ菌と，今度のピロリ菌で遺伝子型が違うことはものすごく少ないです．再感染については，萎縮が強い人が感染するのではないかとか，長期に井戸水を飲むと感染

するとか,酒を飲むとかタバコを吸うとか,でも原因不明なのです.だけど中には再感染する人がいる.

【今井】そうすると,なくはないけど非常に少ないということですね.

【高橋】そうですね.岡山の武先生のデータで年率0.22%というデータをだされています.ですからものすごく少ないです.

【今井】あと,ペニシリンを使えない人に対してですけど,調べたのですがあまりなくて,結局グレースピットと,メトロニダゾールとPPIでやっていますがそれはどうでしょうか.

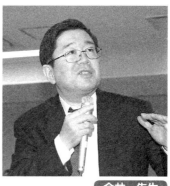
今井 先生

【高橋】現在はそれが一番です.昔はPPI＋メトロニダゾール＋クラリスロマイシンでやっていましたが,クラリスロマイシンに対する耐性がでて,残念ですけど除菌率が低下するということがありました.先生のおっしゃるグレースピットと,PPIとメトロニダゾールでいいと思います.

【飯島】高橋先生,ありがとうございました.

## 講演 2 下部消化管

# 大腸鋸歯状病変
## －内視鏡からのアプローチ－

## 山野　泰穂
秋田赤十字病院　消化器病センター

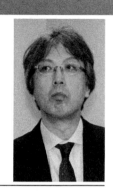

## 1 ▶ はじめに

　大腸鋸歯状病は近年注目されている病変であるが，不明な点も少なくない．今回われわれは大腸鋸歯状病に対して拡大内視鏡を用いたtranslational researchを行ったので，その結果を報告したい．

## 2 ▶ 大腸の発癌仮説と大腸鋸歯状病変

　大腸における発癌仮説には腺腫がその発育進展の過程で一部に癌が発生し，進行癌に至るとするadenoma-carcinoma sequenceと，正常粘膜に突然変異として直接癌が出現し，主に陥凹形態をとりながら比較的小さな進行癌へ至るとするde novo pathwayが考えられ，両者に関連した多数の症例報告がなされてきた．しかし近年，これまで非腫瘍性病変とされてきた過形成性様病変において，その経過中に大腸癌が発生したとする症例報告が散見するようになってきた．これらは前述の2つの発癌仮説には当てはまらないため，第3の発癌仮説としてserrated pathwayが提唱されるようになってきている[1-4]．serrated pathwayの起源である過形成様病変のことを，現在では大腸鋸歯状病変と総称している．

---

Hiro-o YAMANO : Serrated Lesions of the large intestine –Approach from Magnifying Endoscopy–

表1　鋸歯状病変群の組織分類

1. Hyperplastic polyp
    1-1. Goblet cell rich variant
    1-2. Microvesicular variant
    1-3. Mucin poor variant
2. Sessile serrated adenoma / polyp
3. Traditional serrated adenoma
4. SSA/P with cytological dysplasia

(WHO 2010)

# 3 ▶大腸鋸歯状病変の名称の変遷とその問題点

　腺腫や癌と異なり増殖活性を示さないために非腫瘍性病変とされてきた過形成性病変であるが，この病変群の一部において腫瘍とは断定できないまでも細胞異型あるいは構造異型を有するなど少し変わった組織像を呈する病変の存在が以前から指摘されており，villous metaplastic polypやmixed hyperplastic adenomatous polypなどさまざまな名称がつけられ変遷してきた経緯があったが，1990年にLongacreら[5]は鋸歯状腺管構造に腺腫性細胞異型のある病変を鋸歯状腺腫(serrated adenoma)と提唱した．さらに2003年にTorlakovicら[6]は構造異型を有する病変の存在を指摘しsessile serrated adenoma/polyp (SSA/P)と提唱して分派し，それ以外のものをtraditional serrated adenoma (TSA)とした．これらの変遷を基に2010年のWHO分類では表1に示すように従来のhyperplastic polypにもさらに3つの亜分類(microvesicular variant, goblet-cell rich variant, mucin poor variant)を加え，SSA/P，TSA，そしてSSA/P with cytological dysplasiaを含め，総称して大腸鋸歯状病変と定義し，一応の終息をみている．

　しかし，その一方で問題点も指摘されるようになっている．具体的には病理組織診断において統一した診断基準や各病理医間の標準化が成立していないこと，病理組織診断基準が成立していないため臨床診断も

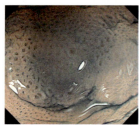 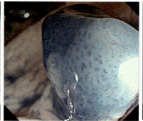 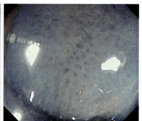

開Ⅱ型pit

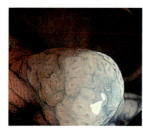 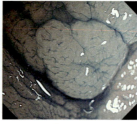 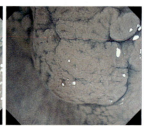

伸Ⅱ型pit

図1　Ⅱ型pitの亜分類

不確定となっていることがあげられている．さらに実臨床においてこれまで非腫瘍性病変とされてきたのにもかかわらず，SSA/Pが高度のmicrosatellite instabilityを示すことからMSI陽性大腸癌の前駆病変に相当する遺伝子背景とのギャップが，臨床での取り扱いに混乱をもたらしている．

　これらの問題点を解決することが急務とされている．

## 4 ▶ 大腸鋸歯状病変に対するtranslational research

### 1. 拡大内視鏡所見の意義

　大腸における拡大内視鏡診断は大腸腺腫，早期癌の拡大所見と病理組織像との検討からなされ，現在では工藤・鶴田分類とするpit pattern分類が用いられている．具体的にはⅠ型からⅤ型まで分類され，Ⅲ型はⅢs型とⅢL型，またⅤ型はVɪ型とVN型に亜分類され，さらにVɪ型に関しては内腔狭小，辺縁不整などの所見から軽度不整と高度不整に分類さ

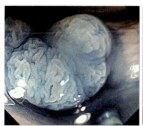 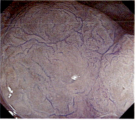

図2　鋸歯状構造を有するIVB型様pit（鋸IVB型）

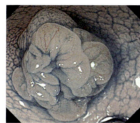 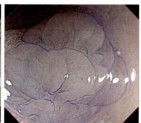

図3　鋸歯状構造を有するIVv型様pit（鋸IVv型）

れている．各pit patternと病理組織との対応がなされていることで，拡大内視鏡観察にて病変の質的診断が可能となっている[7]．また個人的にはpit patternは腺管開口部の形態であるが，その開口部形態を呈する理由は腺管における細胞異型や構造異型，すなわち病理組織が反映されたものであると考えている．

さて，大腸鋸歯状病変におけるpit patternは非腫瘍性病変とされるII型に相当する所見であり，その理由は腺腔内での鋸歯状構造が開口部に反映されていることが理由である．これまで非腫瘍性病変に対しては同じII型であってもさまざまなバリエーションが存在していることは認めていたが，メインではない病変であるため無視してきた経緯があった．今回の検討では典型的II型pitのほかにII型pitの要素を持ちながら腺管開口部が開大した開II型（type II open）と，開口部が伸長した伸II型（type II long）に亜分類した（図1）[8]．またIV型pitも組織学的に鋸歯状構造を反映したと思われる開口部にギザギザした構造や表層に浅い縞

表2 SSA/Pの診断基準(大腸癌研究会プロジェクト委員会案)

1. Increased crypt branching, including crypt fission
2. Dilated (distorted) crypts
3. Dilatation of the base of the crypt
   (boot-shaped crypt, Inverse T, L shape)

上記のうち2項目以上を病変の10％以上に認める

模様を有するためにこれらの拡大所見に対して鋸IV型pit(type IV with serration)と表現し(図2, 3), 腺腫のIV型と区別した.

## 2. 拡大内視鏡所見からの病理, 遺伝子解析

前述のII型pitの要素や鋸歯状構造を反映したと思われるIV型のpit patternを呈する病変に対して内視鏡, 病理そして遺伝子解析を行うtranslational researchを展開した[8-10].

具体的には秋田赤十字病院消化器病センターにて大腸内視鏡検査を施行し, 生体内で上記のpit patternを呈する病変を検索し内視鏡治療を行い, 拡大所見と対応するような病理標本作製と遺伝子検索用検体採取を行った. 病理組織診断に関しては岩手医科大学病理診断学講座・菅井有教授に依頼し, WHO分類に準拠したが, SSA/Pの診断基準に関しては「大腸癌研究会プロジェクト研究提示案」に従った(表2). 遺伝子学的検討は札幌医科大学分子生物学講座・故豊田実教授, 現鈴木拓教授の協力にて遺伝子変異, メチル化の解析が行われた.

なお, これら2施設には臨床情報を開示しない状態で解析を依頼し, 各施設での結果を秋田赤十字病院消化器病センターに集約し, 拡大内視鏡所見と統合した.

さてtranslational researchの結果では, 拡大内視鏡所見で開II型pitを示す病変では, 病理組織診断SSA/P診断基準を満たし, また遺伝子解析ではBRAF変異, CIMP (CpG island methylator phenotype)陽性の高い相関を得た(図4). さらに開II型にIV型pit, 鋸IV型pitおよびVI型pitを伴う病変では, 開II型pitを示す部分では病理組織診断ではSSA/P,

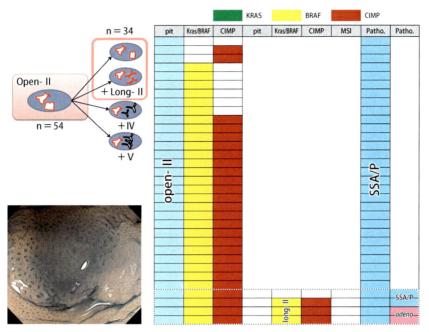

**図4** Association between endoscopic, histological and molecular findings（Ⅰ）

遺伝子解析では*BRAF*変異，CIMP陽性の高い相関傾向を維持していたが，それ以外の部分，具体的にはⅣ型pit部分で病理組織学的には腺腫様変化，鋸Ⅳ型pit部分でTSA，そしてⅤⅠ型pit部分では癌を示した．また遺伝子学的にはⅣ型pit，鋸Ⅳ型pitおよびⅤⅠ型pit部分では基盤となっている開Ⅱ型pit部分（背景）と同じ遺伝子変異と高メチル化を示したが，ⅤⅠ型部分でのみMSI陽性もしくはhMLH1のメチル化が認められた（図5）．

以上より拡大内視鏡所見にて開Ⅱ型pitを呈する病変は病理組織診断，遺伝子解析結果ともにSSA/Pと診断可能であることが示された．さらに開Ⅱ型pitを基盤とし，ほかのpit patternが加わった病変では拡大内視鏡所見の変化が病理組織，遺伝子とも反映されておりSSA/P with cytological dysplasiaと判断でき，特にⅤⅠ型pitでは病理組織，遺伝子学的にも癌の指標となることが判明した．また開Ⅱ型pit単独の症例には

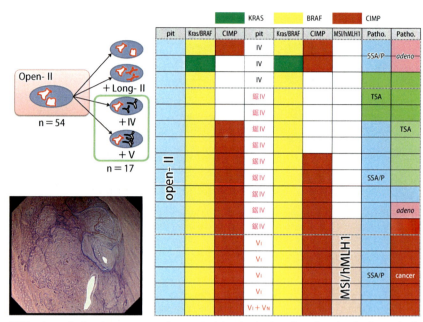

**図5** Association between endoscopic, histological and molecular findings（Ⅱ）

悪性所見を有する病変は存在しなかった．

　一方，鋸Ⅳ型pitを呈する病変では病理組織診断はTSAと判断されることが多かったが，鋸Ⅳ型pitに付随する拡大所見はさまざまであり，またその遺伝子解析でも遺伝子変異，メチル化とも多彩であることが判明した（図6）．この結果によりTSAに関しては今後さらなる検討が必要であると考えられた．

## 5 ▶大腸鋸歯状病変の臨床的取り扱い

　大腸鋸歯状病変の臨床的取り扱いに関してはさまざまな意見があることは確かで，特にSSA/Pが大腸癌の前駆病変であるとの指摘から混沌としている．しかし前述のように拡大内視鏡診断においてSSA/Pの特徴を捕まえることができた．すなわち開Ⅱ型を呈する病変は積極的にSSA/Pと診断することが可能であり，開Ⅱ型に別のpit patternが加わっ

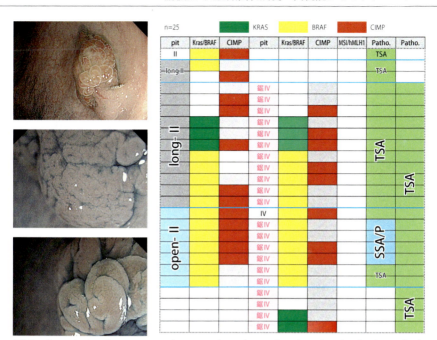

**図6** Association between endoscopic, histological and molecular findings（Ⅲ）

た病変ではSSA/P with cytological dysplasiaとして認識することができ，さらにVI型pitでは病理組織，遺伝子学的にも癌を予測可能となっている．

以上より現状ではこのような拡大所見を呈する病変を積極的に切除対象とすべきであると考えるが，大腸鋸歯状病変の発育進展に関してはいまだ不明なことも多く，厳重にフォローすることが重要であると考える．

## 6 ▶おわりに

大腸鋸歯状病変の内視鏡診断と臨床的取り扱いについてtranslational researchを通じてわれわれの得た知見を解説した．大腸鋸歯状病変に対する研究は歴史も浅くまだ不明な点，課題も多く存在しているのが現状である．したがって早計に結論を求めるのではなく，今後さらなる症例の蓄積，多施設共同研究が必要である．

### ❖文献

1) Jass JR : Hyperplastic polyps of the colorectum-innocent or guilty? Dis Colon Rectum 44 : 163-166, 2001
2) Jass JR : Classification of colorectal cancer based on correlation of clinical, morphological and molecular features. Histopathology 50 : 113-130, 2007
3) Mäkinen MJ : Colorectal serrated adenocarcinoma. Histopathology 50 : 131-150, 2007
4) Toyota M, Ahuja N, Ohe-Toyota M et al : CpG island methylator phenotype in colorectal cancer. Proc Natl Acad Sci USA 96 : 8681-8686, 1999
5) Longacre TA, Fenoglio-Preiser CM : Mixed hyperplastic adenomatous polyps/ serrated adenomas. A distinct form of colorectal neoplasia. Am J Surg Pathol 14 : 524-537, 1990
6) Torlakovic E, Skovlund E, Snover DC et al : Morphologic reappraisal of serrated colorectal polyps. Am J Surg Pathol 27 : 65-81, 2003
7) 工藤進英，大森靖弘，樫田博史，他：大腸の新しいpit pattern分類－箱根合意に基づいた$V_I$，$V_N$型pit pattern．早期大腸癌9：135-140，2005
8) Kimura T, Yamamoto E, Yamano HO et al : A novel pit pattern identifies the precursor of colorectal cancer derived from sessile serrated adenoma. Am J Gastroenterol 107 : 460-469, 2012
9) 山野泰穂，木村友昭，吉川健二郎，他：右側大腸における鋸歯状病変の内視鏡的特徴．胃と腸47：1955-1964，2012
10) 田中義人，山野泰穂，吉川健二郎，他：右側結腸における過形成性ポリープからみたSSA/Pとの関連性に関する検討．胃と腸48：1184-1190，2013

# Q&A 質疑応答

【寺井】山野先生ありがとうございました．質疑応答に入りたいと思いますが，まずコメンテーターの工藤先生からお願いします．

【工藤】山野先生，素晴らしい講演ありがとうございました．13年ぐらい前まで秋田で一緒にやっていました．当時私が昭和大学に行くことになって，誰を残して，誰を連れていくかという選択の中で，山野先生を昭和大学に連れて行くと秋田赤十字病院消化器病センターは崩壊するだろうという

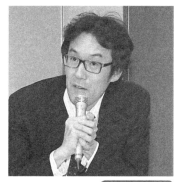

寺井 先生

ことがありまして，一番の代貸を残してきました．私は辛かったですけど，結果的には良かったと思います．山野先生は少し前に佐野先生と机を並べていて，その佐野先生も NBI で世界の佐野になった．私は hyperplastic polyp に興味がなくて，そんなのやっても駄目だろうと感じていましたが，山野先生はしつこく「橋渡し研究」というのをやって遺伝子のバックボーンを持って，plt をより細かくみるようにしていまの結果をだされた．私も当院の医局員の前では常に学問は途中経過だから絶対に安心しない．どんどん変化していくということをいっています．秋田赤十字病院は地方の田舎の病院ですが，私はそこから，adenoma carcinoma sequence，これはイギリスのセントマークスでモーソン先生たちがつくられた理論ですが，それに匹敵するような *de novo* pathway の理論をⅡc の発見で臨床実証しました．山野先生にも協力してもらいました．山野先生は私と別れてからも一生懸命されて，第3のルー

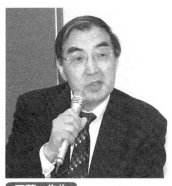

工藤 先生

ト serrated adenoma pathway を確立したということで非常に良かったと思います．SSA/P や TSA に関しては遺伝子的にもいろいろなものが混じっているといういろいろなポイントがあると思います．いまわれわれがエンドサイトでやっているところです．TSA のところの核の変化に注目してやっています．確かに腫瘍と非腫瘍の区別がかなりできるようになってきて，いま GIE に in press でもう少しで載ります．エンドサイトというさらなる武器もひとつの学問になるのではないかと思います．遺伝子を組み合わせた橋渡し研究というのはいままで本当にやっていないことなので，そういうところは山野先生は先見の明があった．同じ学問をやる人間の仲間をつくっていくということで良かったと思います．Hyperplastic polyp で open になったというのをよくみて治療をやっていく，基本的には pit pattern が重要だということで，私は過形成にあまり興味がなかった．pit pattern 分題で吉田先生がよく工藤先生のおかげで I 型にやらないで II 型を分けて残したのが良かったのではないかといわれます．学問のベースの中からそういうものを確立していったことに敬意を表します．

【寺井】フロアから何か質問ございますか．

【堀田（静岡がんセンター内視鏡科）】本日は貴重なご講演ありがとうございました．頭の中がだいぶ整理された感じがあります．われわれも SSA/P から癌化した症例を何例か経験していますが，molecular の検討ができていなくて，非常に歯がゆい思いをしています．SSA/P から癌化するときに辺縁に cytological dysplasia のような変化があって明らかに癌になっているタイプと，cytological dysplasia がなくていきなり異型の高い癌がでてきているというのがわれわれの施設であります．先生の経験された症例で遺伝子変異に関して何か違いがあるのか．そのへんのことを教えていただきたいと思います．

# 質疑応答

【山野】ありがとうございます．先生がよくご存じの話で，先生の前で講演するのは恥ずかしいですが，われわれが研究している中できれいな cytological dysplasia があって癌化している症例はあまり多くないです．どうやって理解したらいいかということですが，多分 hMLH1 のところがどうメチル化されるかということだと思います．遺伝子の場合はヒストンのメチル化に一致してhMLH1 の前後の遺伝子がほどけていない

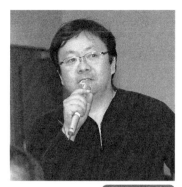
堀田　先生

とメチル化されない．順番にメチル化されていると hMLH1 が攻撃されるのか，それともいきなりそこに入るのか，何がそれを規定するのかわからないですけど，普通は adenoma carcinoma sequence のほうが多段階における変化だという考えでいいと思います．

【堀田】逆に癌化がなくて，hMLH1 が変異がきている症例というのはそれなりにあるのですか．

【山野】cytological dysplasia とか adenoma の段階で？

【堀田】hMLH1 が陽性で cytological dysplasia の段階でそこまでいっていない症例というのはあまりないですか．

【山野】1 例ぐらいしかないです．

【堀田】ありがとうございました．

【寺井】ひとつ質問してよろしいでしょうか．当院でも hyperplastic polyp を生検して渡辺英伸先生に病理をみてもらいますけど，ほとんどが microvesicular type です．先生のおっしゃるように私も右側の microvesicular type が怪しいのではないかと思っています．SSA/P に進展するものとして．右側の hyperplastic polyp は切除しないといけないと今後なりうるのか．それはどうでしょう．

【山野】それは違うと思います．過形成と普通の adenoma でどちらが癌にな

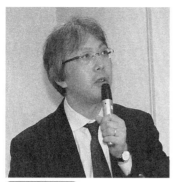
山野　先生

りやすいかといったら，圧倒的に adenoma だと思います．われわれは幸いなことにリピーターが多くて，経過観察してその中で変化があれば評価できる．adenoma の場合は大きくなったら切除対象として，SSA/P と診断したものに関してはちょっと pit の変化が現れたら要注意ですねということにしています．20 mm を超えたもので多発していると癌化するとかありますが，なんでもかんでもとるということにはならないと思います．だから拡大内視鏡があると思います．

【寺井】ありがとうございました．ほかに質問ありますか．

【今井】SSA/P は，内視鏡医は昔から多分認識はできていたが過形成性ポリープとして放置されていたため，こういう話がでてきてからよく見つかるようになったのだろうと思います．右側の観察を以前よりも SSA/P があることを念頭においてみているからそうなったのだろうと思いますが，これは結構大きくても扁平な病変なので普通にやったらおそらくわからないのではないかと思います．発見をするためにどういったことを工夫してやっていったらいいでしょうか．

【山野】この病変は先ほど"開Ⅱ型"といいましたが，開Ⅱ型というのは拡大内視鏡所見なのですが，なぜ開Ⅱ型なのか．これは中に粘液がいっぱい詰まっている．粘液産生能が高い．内視鏡的にゴミではないかとか，汚れが溜まっているのではないかと思われていましたが，水で洗っても落ちないのがあります．それが実は SSA/P と考えられます．NBI でみると胆汁の影響もあって赤くなっています．粘液の付着が多ければ pit 構造がみえない．注意するのはそういうことだと思います．それと先生が大変いいことをおっしゃってくれたのは，この病変はいまに始まったことではないということです．昔からあったはずです．ただ，われわれが気がつかなかった．そう考えるとそれほ

ど恐れるに足るものではないのではないか．工藤先生も多分そう思っていると思います．進行癌で BRAF 変異を持っているものを調べたら5％ぐらいでした．

【今井】ありがとうございました．

【工藤】先生も途中でいわれましたが，経過を診ていく中で危険性のあるものをどうやって見分けるか．pit でこういう所見といいましたが，開Ⅱ型のかなり充満しているようなものは危ないというのはありますか．

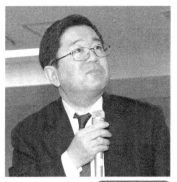

今井　先生

【山野】かなり充満しているのは逆におとなしいと思います．

【工藤】逆にみたらいいですか？

【山野】逆です．それをベースにして何かあれば別ですけど，充満しているだけだったら cytological dysplasia はないです．

【工藤】そのあたりがちょっとわかりにくいですね．結局わからないからとったほうがいいという考え方もでてくるわけですね．まあ，経過を診ればいいということですね．せいぜい sm 癌ぐらいでみつかるといいということでしょうか．

【寺井】山野先生，ありがとうございました．

## 3つの公理の上に建つ胃癌と大腸癌の臨床病理学的構造

### 中村 恭一
東京医科歯科大学名誉教授・筑波大学名誉教授・
横浜市立みなと赤十字病院病理診断科

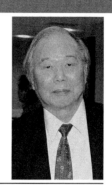

## 1 ▶ 胃癌の臨床病理学的構造

### 1. 胃癌組織発生の歴史

1970年代後半までの胃癌組織発生は，胃の消化性潰瘍，ポリープそして慢性胃炎を母地として発生するとみなされていて，それぞれ潰瘍癌ulcer-carcinoma, ポリープ癌polyp-carcinoma, そして胃炎癌gastritis carcinomaと呼ばれていた．なかでも，胃の消化性潰瘍と癌の頻度が高かった日本では，消化性潰瘍を母地として発生する潰瘍癌の頻度が世界で最も高く，胃癌の60～70％は潰瘍癌であるとみなされていた(**表1**)（以後，消化性潰瘍を潰瘍と略）．必然的に，胃潰瘍と診断されると"胃潰瘍は癌化するから"といって胃切除が盛んに行われていたのは，つい最近までの出来事であった．

潰瘍の癌化の原因として，潰瘍辺縁における上皮の脱落・再生の繰り返しがあげられていた．一方，西欧では胃潰瘍の組織所見はUl-4度の潰瘍であり，Ul-2, 3度の浅い潰瘍はびらんとされている傾向があった．村上(1956)は胃潰瘍を組織欠損の深さをもって4段階に分類し，癌化に関しては浅い潰瘍(Ul-2, Ul-3)の辺縁もUl-4度の潰瘍のそれと同じであるとの観点から，Hauser (1910)による胃潰瘍癌の組織学的診断基準を浅

*Kyoichi NAKAMURA* : The clinico-pathological structures of the carcinomas of the stomach and large intestine on the basis of the three axioms

**表1** 1967年度文部省がん特別研究
"胃癌の組織発生"班会議：日本における胃潰瘍癌の頻度

| 報告者(集計年数) | 早期癌数 | 潰瘍癌数 | 早期癌における潰瘍癌の頻度 |
|---|---|---|---|
| 長与健夫 | 322 | 255 | 79% |
| 佐野量造 | 170 | 114 | 67% |
| 今井　環(1962〜1966) | 69 | 40 | 58% |
| 石川浩一(1960〜1965) | 71 | 37 | 52% |
| 村上忠重(1952〜1966) | 46 | 18 | 39% |
| 太田邦夫(1964〜1966) | 77 | 30 | 39% |
| 望月孝槻(1963〜1966) | 51 | 19 | 38% |
| 菅野晴夫(1964〜1966) | 144 | 46 | 32% |
| 村上忠重(1953) | — | — | 48% |
| 太田邦夫(1964) | 267 | 160 | 60% |

い潰瘍にも適用すべく拡大解釈を行い，潰瘍癌の頻度は48％であると報告した．さらに，太田(1959, 1964)も胃潰瘍癌の組織学的診断基準を報告し，日本においてはそれら胃潰瘍癌の組織学的診断基準が一般的に認められるところとなり，胃潰瘍癌の頻度は世界の中で最も高い値を示していた(**表1**)．今井(1962)は胃潰瘍癌の存在を認めてはいたが，その組織学的診断基準には懐疑的であった．以上のように，胃潰瘍の癌化についての反論は極めて少なく，ただ，潰瘍癌の組織学的診断基準の適否についての議論がなされていた．

ひるがえって，癌性潰瘍病変は治癒しないと考えられていたのであるが，岡部ら(1965)は胃の潰瘍性病変の経過観察を行い，潰瘍が治癒・再燃を繰り返している早期癌を報告した．一方，中村ら(1966)は"胃潰瘍癌の組織学的診断基準は潰瘍が癌に先行して発生していた"という因果関係を示すものではなく，癌の二次的潰瘍化の組織所見であることを指摘した．すなわち，粘膜内癌で潰瘍癌の組織診断基準を満足する早期癌

表2　胃粘膜内癌の大きさ別による潰瘍癌の頻度(1967)

| 最大径(cm) | 潰瘍癌 | 非潰瘍癌 | 合計 | 潰瘍癌の頻度 |
|---|---|---|---|---|
| 〜0.9 | 2 | 29 | 31 | 0.5% |
| 1.0〜1.9 | 6 | 18 | 24 | 25.5% |
| 2.0〜2.9 | 9 | 11 | 20 | 45.5% |
| 3.0〜3.9 | 10 | 10 | 20 | 50.0% |
| 4.0〜 | 19 | 30 | 49 | 38.0% |

の頻度を癌の大きさ別にみると，癌が大きくなるに従って基準を満足する癌の頻度が一方的に増加していることを報告した．この所見は，癌が大きくなる，つまり，時間の経過とともに癌に潰瘍化が加わっていることを意味している(表2)．潰瘍癌の組織診断基準が真であるならば，潰瘍癌の頻度は微小癌における潰瘍癌の頻度ということになるのであるが，その頻度は5%以下であり，潰瘍癌の頻度は極めて低いということになる．しかし，1970年代までは癌発生からあまり時間を経過していないとみなされる微小癌の数は少なく，微小癌の肉眼所見も不明であった．

　癌細胞・組織発生の解析には微小癌の数を増加する必要があり，微小癌を多数発見するためには，切除胃の大部分を組織学的に検索することしか方法がみあたらない．進行癌が多数存在するからには，その始まりである微小癌は必ず存在するはずである．微小癌を径5 mm以下の癌と定義して，切除胃の2/3〜全体を5〜8 mm幅に切り出して切り出し状態の肉眼写真を撮影し，そして組織学的に検索するという，いわゆる"切除胃全割検査法"を行い，微小癌の発見とその肉眼所見の検討と胃癌細胞・組織発生の解明，さらにはその過程において副次的に派生する臨床病理学的命題についての証明を行った．以下は，それによって得られたいくつかの結論について簡潔に記述してみた．

### 2. 胃癌の細胞・組織発生を導くための前提

　胃癌の細胞・組織発生を導くにあたって，その出発点として誰しもが

表3 悪性腫瘍の細胞・組織発生を導くための公理

| | |
|---|---|
| 【公理1】 | 腫瘍発生の基本概念(分子水準)<br>細胞分裂時に発生した突然変異細胞が生体から排除されずに，生体内で細胞分裂を繰り返して増殖した突然変異細胞塊. |
| 【公理2】 | 腫瘍病理組織学の大前提(細胞・組織水準)<br>腫瘍細胞は，それが発生した臓器・組織の構造・機能を多少とも模倣している. |
| 【公理3】 | 悪性腫瘍は時間の経過とともに大きくなる.（時間） |

表4 大きさ5mm以下の微小癌, その背景病変

| 背景病変 | 症例数 |
|---|---|
| 腸型腺腫（異型上皮巣） | 2個(1%) |
| 潰瘍，潰瘍瘢痕 | 3個(2%) |
| いわゆる正常粘膜 | 140個(97%) |
| 合計 | 145個(100%) |

証明なくして真であると仮定されること（公理）を明確にしておこう．ヒト臓器・組織においては生体維持のための，それを構成する細胞の若返りのための細胞分裂が行われている．ヒトに発生する悪性腫瘍全体を鳥瞰的に眺めると，表3に示す3つのことは証明なくして誰しもが認める事柄である．この3つのことを公理として採用して，胃癌の細胞・組織発生を導いてみよう．

### 3. 微小癌，極微小癌から導かれる胃癌細胞・組織発生
1) 大きさ5mm以下の微小癌の組織発生

大きさ5mm以下の微小癌は，胃癌が発生してからあまり時間を経過していないとみなされる（公理3）．微小癌の大部分は，潰瘍と腺腫とは無関係に，いわゆる正常粘膜に存在している（表4）．そして，微小癌の組織型とその近傍粘膜の性状との関係（表5）および微小癌細胞の性質

表5 大きさ5mm以下の微小癌，その癌組織型と近傍粘膜の性状

| 近傍粘膜の腸上皮化生の程度 | 腸管形成の有無による癌組織型 | | 合計(個) |
|---|---|---|---|
| | 分化型癌 | 未分化型癌 | |
| 中等度〜著明 | 130 (105) | 4 (29) | 134 |
| 無〜軽度 | 23 (48) | 38 (13) | 61 |
| 合計(個) | 153 | 42 | 195 |

( )理論的期待値，$\chi^2=83.78$，$\chi^2(1, 0.01)=6.635$，$P<0.01$

(公理2)からは，胃癌の組織発生『胃癌の大部分は，潰瘍と腺腫とは無関係に，いわゆる正常粘膜から発生している．未分化型癌 undifferentiated carcinoma (腺管形成傾向が極めて弱く，癌細胞がばらばらの癌)は胃固有粘膜，一方，分化型癌 differentiated carcinoma (腺管形成の癌)は腸上皮化生粘膜から発生する』が導かれる．なお，癌組織型の分化型と未分化型は，"癌細胞が形作る組織形態"という統一的観点からの命名である．形態的な分化とは，正常粘膜構造からの"形態的なかけ離れ"の程度であるから，腺管形成の癌は腺管形成の極めて弱い癌細胞がばらばらの癌よりも形態的に分化していることからである．癌細胞と正常細胞との類似性という点からは，胃固有腺管から発生する癌を胃型 gastric type，腸上皮化生腺管から発生する癌を腸型 intestinal type ということもできよう．

2) 大きさ2mm以下の極微小癌の細胞発生

微小癌組織発生の次には公理1から，胃癌細胞発生に関する命題『癌細胞発生の初期においては，未分化型癌細胞は胃固有粘膜の表層1/2に，一方，分化型癌細胞は腸上皮化生粘膜の深層1/2に局在している』が派

表6 極微小癌(大きさ2mm以下)の粘膜内における局在部位

| 癌の存在部位 | 癌組織型 | | 合計 |
|---|---|---|---|
| | 未分化型癌 | 分化型癌 | |
| 胃固有粘膜<br>表層1/2～2/3：1 | 21 | 0 | 2 |
| 腸上皮化生粘膜<br>深層2/3～全層 | 0 | 15 | 15 |
| 合計(個) | 21 | 15 | 3 |

生する．なぜならば，胃固有腺管の上皮若返りのための分裂細胞帯は腺窩上皮と胃固有腺の間のいわゆる腺頸部に，一方，腸上皮化生腺管の分裂細胞帯は粘膜の深層1/2に存在しているからである．なお，胃固有腺管と腸上皮化生腺管の分裂細胞帯の位置と形態から，固有腺管から腸上皮化生腺管への変化過程では，胃固有腺管細胞の萎縮・消失が先行している．

径2mm以下の癌を極微小癌と定義して，それらが存在する粘膜の局在部位と質との関係を検討すると，**表6**に示すように，未分化型癌21個は胃固有粘膜表層1/2～2/3に(**図1, 2**)，一方，分化型癌15個は腸上皮化生粘膜深層2/3～全層に存在している(**図3, 4, 5**)．極微小癌細胞の性質については，癌細胞が個々にばらばらである極微小癌細胞はPAS陽性の粘液産生を有する胃固有粘膜の表面粘液上皮細胞に，一方，腺管形成のそれは細胞表面に刷子縁を有する腸上皮化生上皮の吸収細胞に類似している(公理2)．このような極微小癌の所見は，未分化型癌細胞は胃固有腺管腺頸部の分裂細胞帯で，一方，分化型癌細胞は腸上皮化生粘膜腺管下部の分裂細胞帯で発生したことを示している．すなわち，命題『癌細胞発生初期においては，未分化型癌細胞は胃固有粘膜の表層1/2に，そして分化型癌細胞は腸上皮化生粘膜の深層1/2に限局している』

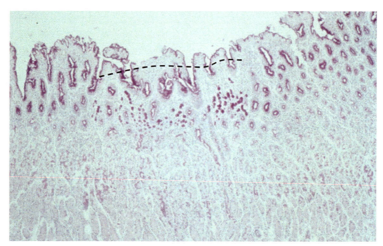

**図1**

大きさ1mmの未分化型極微小癌の割面．未分化型癌細胞は個々にばらばらに胃底腺粘膜表層の腺頸部近傍の粘膜固有組織に存在している（PAS染色）．

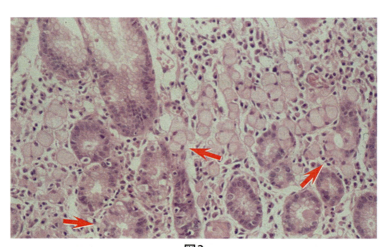

**図2**

図1の拡大（HE染色）．癌細胞には粘液産生が認められる．胃腺窩上皮細胞に類似している．矢印は腺管内に存在している癌細胞．

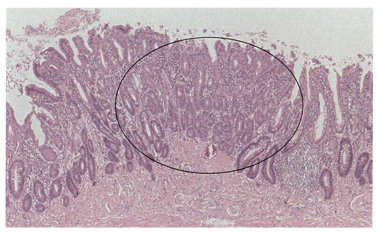

**図3**
大きさ2mmの分化型極微小癌の割面．癌細胞は腺管を形成していて，腸上皮化生粘膜の深層1/2に存在している（HE染色）．

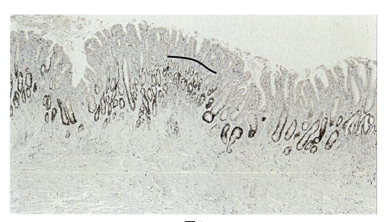

**図4**
図3のKi67染色．癌細胞および腸上皮化生腺管の下部にある分裂細胞帯は染色されている（Ki67染色）．

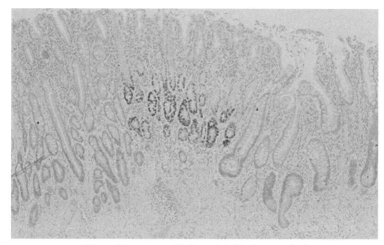

**図5** 図3のp53染色.癌細胞はp53(+)

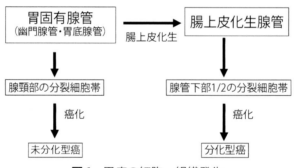

**図6** 胃癌の細胞・組織発生

は"真"であり,微小癌と極微小癌からは胃癌細胞・組織発生『未分化型癌は胃固有腺管(幽門腺管,胃底腺管)の腺頸部の分裂細胞帯で,一方,分化型癌は腸上皮化生腺管の腺底部に局在している分裂細胞帯で発生する』が導かれる(**図6**).

表7 優勢な癌組織像による癌組織型分類．粘膜内癌と粘膜下組織以深への浸潤癌との比較

| 優勢な癌組織像による分類 | 粘膜内癌 | sm以深への浸潤癌 |
|---|---|---|
| 乳頭管状腺癌(pap) | 40 | 215 |
| 管状腺癌(tub1, 2) | 109 | 238 |
| 粘液細胞性腺癌(sig) | 144 | 116 |
| 硬性腺癌(por2) | − | 377 |
| 粘液癌(muc) | − | 40 |
| 髄様癌(por1) | − | 33 |
| 腺扁平上皮癌 | − | 2 |

(Nakamura K, 1970)

表8 粘膜内が未分化型癌である症例の粘膜下組織以深における癌組織型

| | 粘膜下組織以深における癌組織型 | |
|---|---|---|
| 硬性腺癌(por2) | 493 | (88.2%) |
| 粘液癌(muc) | 34 | (6.1%) |
| 髄様癌(por1) | 31 | (5.5%) |
| 腺扁平上皮癌 | 1 | (0.2%) |
| 合計 | 559症例 | (100%) |

## 4. 微小癌から導かれた胃癌細胞・組織発生は一般的な大きさの癌で成り立つか？

極微小癌・微小癌は，胃癌全体の中では大きさの点で特殊な状態である．この特殊な状態の胃癌から導かれた胃癌細胞・組織発生が，一般的な大きさの胃癌において成り立つかどうかの検証が必要となる．

1) 早期癌と進行癌で

早期癌および進行癌においては，胃癌学会胃癌組織型分類規約で胃癌組織模様をもって多数の癌組織型に分類されている．進行癌においては複数の癌組織型が混在している場合があり，それは決して少なくはない．

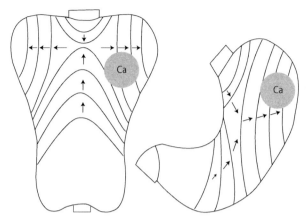

図7　加齢に伴うF境界線の移動

そのような所見に対して規約は，"優勢な組織像をもってその癌の組織型とする"という条件を付けている．この条件のもとに，粘膜内癌および粘膜下組織以深へ浸潤癌している癌組織型を分類すると，**表7**に示すように，浸潤癌には粘膜内癌に認められない癌組織型が存在することになる．また，粘膜内進展部が未分化型癌である559症例の癌浸潤部の組織型をみると，硬性腺癌493例(88.2％)が大部分を占めている(**表8**)．すなわち，粘膜内で粘液細胞性腺癌(sig)の約90％は，粘膜下組織以深へ浸潤すると硬性腺癌(por2)と改名する．このように，胃癌組織型分類規約には，牛若丸が成長して源義経と改名したように(成人式)，癌が成長して粘膜下へ浸潤すると改名する癌(成癌式！？)が存在するということが示されている．

　以上の所見から，粘膜内進展の未分化型癌と分化型癌が胃癌組織の基本型であり，粘膜以外の胃壁に浸潤することによって現れてくる癌組織型(硬性腺癌por2，髄様癌por1，粘液癌muc)は二次的修飾型であることになる．なお，粘膜内の未分化型癌の組織型は癌細胞の粘液産生量の多寡によって，深層から表層に向かって，索状型trabecular type，粘液

表9　胃底腺粘膜から発生した癌の組織型

| 報告者 | 未分化型癌 | 分化型癌 | 合計 |
|---|---|---|---|
| 中村恭一(1970) | 192 (99%) | 2 (1%) | 198 (100%) |
| 岩下明徳(1987) | 15 (94%) | 1 (6%) | 16 (100%) |
| 馬場保昌(1994) | 101 (98%) | 2 (2%) | 103 (100%) |
| 石黒信吾(1994) | 12 (92%) | 1 (8%) | 13 (100%) |
| 下田忠和(1994) | 443 (98%) | 19 (4%) | 462 (100%) |
| 合計 | 763 (97%) | 25 (3%) | 788 (100%) |

多くの生物学的事象が確率事象であるのに対して，この『胃底腺粘膜から発生する癌の組織型は，癌の大きさとは無関係に，未分化型癌である』は，確実事象であるということができる．

細胞型mucocellular type，印環細胞型signet-ring cell typeの3層に分類できる場合が多く，また，それらが混在している．

　早期癌の癌組織型と担癌胃の腸上皮化生の程度との関係は，未分化型癌では腸上皮化生の程度は一般的に無～軽度である．一方，分化型癌のそれは中等度～著明である．癌組織型と腸上皮化生の程度の二属性間の関係は，統計的に有意差が認められる($p < 0.01$)．すなわち，微小癌から導かれた胃癌細胞・組織発生は，癌の大きさとは無関係に成り立つことになる．

2) 胃底腺粘膜から発生した癌の組織型は未分化型癌

　腸上皮化生のない胃底腺粘膜の辺縁を限界付けているF境界線は，経時的に腸上皮化生によってF線内部領域の縮小する方向に移動し，その変化は不可逆的である(図7)．このF境界線の経時的移動と胃癌細胞・組織発生からは，命題『F線内部領域に存在している癌の組織型は，癌の大きさとは無関係に，未分化型癌である』が派生し，この命題は97%の確率をもって成り立つ(表9)．すなわち，胃癌細胞・組織発生は真であることになる．

　なお，F線内部領域には，腺管を形成している癌が少数ながら存在し

ている．この腺管を形成していることでは分化型癌に属することになるが，その癌細胞は胃固有粘膜表層の粘液産生の腺窩上皮細胞に類似する癌細胞が腺管を形成している腺窩上皮型腺癌である．すなわち，組織発生の点では未分化型癌（胃型）に属し，組織形態の点では分化型である．胃固有粘膜から発生する癌は，決して腺管を形成しないわけではなく（公理2），その傾向が極めて弱いということなのである．

### 5. 胃癌の細胞・組織発生のまとめ

3つの公理の上に建つ胃癌の細胞・組織発生は，

① 胃癌の大部分は，潰瘍，腺腫とは無関係に，いわゆる正常粘膜から発生する．

② 未分化型癌は胃固有腺管の腺頸部の分裂細胞帯から，一方，分化型癌は腸上皮化生腺管下部の腺底部の分裂細胞帯から発生する．

そして，粘膜内に限局している組織像は胃癌組織の基本型であり，癌が粘膜下組織以深に浸潤するとその組織型が変化する癌があり，それらは浸潤によって現れてきた二次的修飾像である．

### 6. 胃癌の細胞・組織発生の臨床病理学的意義

1）癌の肉眼形態，転移様式，予後

未分化型癌と分化型癌には，肉眼形態および生物学的振る舞いにおいて差異が認められる．進行癌の肉眼形態については，未分化型癌は4，3型，分化型癌は2，1型を呈する傾向がある．早期癌では，未分化型癌はⅡc型またはⅡc＋Ⅲ型で，Ⅱa型は極めて少ない．分化型癌は陥凹型（Ⅱc，Ⅱc＋Ⅲ）および隆起型（Ⅱa，Ⅰ）の両方の形態を呈する．未分化型癌と分化型癌の両方にⅡc型がみられるが，未分化型Ⅱcの表面にはびらんと再生粘膜島が認められるいわゆる"びらん型Ⅱc"，分化型Ⅱcの表面は平滑であり，両者を肉眼的に鑑別することができる．

転移様式については，分化型癌は血行性，未分化型癌のそれはリンパ行性の傾向が認められる．それがゆえに，肺・肝転移巣は未分化型癌ではびまん性，分化型癌では多発結節状を呈する傾向がある．この傾向は，

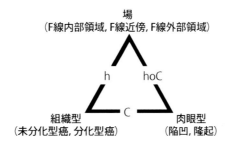

図8 胃癌の三角：胃癌診断のFail-safe system

早期癌の予後にも影響を与えている．すなわち，粘膜下組織浸潤癌の予後については，未分化型癌は粘膜下組織をびまん性に浸潤しているが手術で切除されてその5年生存率は95％と良好である．それに対して，分化型癌では粘膜下組織に浸潤して血行性に肝転移巣を形成し，そのために術後5年生存率は85％と低い．

2）胃癌診断のFail-safe systemとしての"胃癌の三角（図8）"

胃癌発生の場である粘膜面はF境界線によって，腸上皮化生粘膜のない胃底腺粘膜のみからなるF線内部領域とそれ以外のF線外部領域とに2分することができる．F線外部領域は，組織学的に，腸上皮化生を伴う・伴わない胃幽門腺粘膜領域である．それら2領域の間のある幅をF線近傍領域として，胃粘膜領域を3領域，つまり，F線内部領域，F線近傍領域，F線内部領域に分類する．この3領域は，肉眼的ならびにX線二重造影法による写真で，粘膜ヒダの有無をもって同定することができる．すなわち，胃体部の粘膜ヒダのある領域がF線内部領域，そして幽門前庭部と粘膜ヒダのない胃体部はF線外部領域である．

癌発生の場を3領域に分け，その領域に発生する癌の組織型は胃癌組織発生によって関係付けられている（図8）．すなわち，癌発生の場｛F内部領域，F外部領域，F近傍領域｝←関係h→癌組織型｛未分化型，分化型｝．同様に，癌組織型｛未分化型，分化型｝は癌肉眼型｛陥凹，隆起｝と癌の性質Cによって関係付けられている．すなわち，癌組織型｛未分化型，分

表10　大腸癌の組織発生，その時代的変遷

| | |
|---|---|
| 1958 | Spratt and Ackerman：*De novo* 癌説. |
| 1959 | Grinnel and Lane：腺腫癌化説. |
| 1962 | Castleman and Krickstein：*De novo* 癌説. |
| 1963 | Lane and Kaye：腺腫癌化説. |
| 1968,1972 | Morson：腺腫癌化説. |
| 1975 | 武藤徹一郎, Bussey, Morson：腺腫癌化説. |
| 1975 | Welch and Hedberg：大腸癌組織診断基準を批判. |
| 1976 | Enterline：腺腫癌化説. |

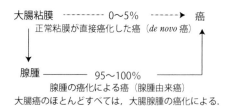

図9　Morsonらによる大腸腺腫-癌連続学説

化型}←関係C→癌肉眼型{陥凹，隆起}．推移的に，癌肉眼型と癌発生の場とは合成関係h・Cによって癌肉眼型{陥凹，隆起}←関係h・C→癌発生の場{F内部領域，F外部領域，F近傍領域}と関係付けられている．このように，癌発生の場，癌組織型，癌肉眼型の3つの要素は互いに関連していることで，三角形を呈している．胃癌の診断に際しては，この"胃癌の三角"を考慮することによって，誤診を回避することができる．特に，linitis plastica型癌の早期診断においては重要である．

　すなわち，linitis plastica型癌の大部分は，F線内部領域（胃底腺粘膜）から発生した未分化型癌であり，その粘膜内における原発巣の大きさ1～2cmのⅡc型未分化型癌が，潰瘍化に先行して癌細胞が粘膜下組織に浸潤した場合に，linitis plastica型へと発育進展する．癌発生から典型的linitis plastica型癌完成までの経過時間は，6～8年である．したがっ

表11　日本における大腸癌組織発生とその時代的変遷

| | | |
|---|---|---|
| 1989年 | 第29回大腸癌研究会アンケート調査（喜納　勇） | |
| | 腺腫由来の癌 | 75％ |
| | *de novo*癌 | 25％ |
| 1996年 | 第45回大腸癌研究会アンケート調査（西沢　護） | |
| | *de novo*癌 | 75％ |
| | 腺腫由来の癌 | 25％ |
| 1994年 | 白壁フォーラム：大きさ1cm以下の癌 | |
| | *de novo*癌 | 56％ |
| | 腺腫由来の癌 | 44％ |

て，linitis plastica型癌の早期発見のための標的病変は"F線内部領域"における大きさ径2cm以下のⅡcである．原発巣が径1cm前後の潜在的linitis plastica型癌が少なからず存在していることからは，その標的病変の大きさを径1cm以下のⅡcとする必要がある．

## 2 ▶ 大腸癌の臨床病理学的構造

### 1. 大腸癌組織発生の歴史

　大腸癌の組織発生については，1960年代までは大腸粘膜から直接癌が発生するいわゆる*de novo*癌説および大腸腺腫の癌化による腺腫癌化説の2説が議論されていた（**表10**）．1970年代になると，Morson一派による腺腫-癌連続学説adenoma-carcinoma sequence『大腸癌のほとんどすべて（95％）は腺腫の癌化による（**図9**）』が世界を風靡した．必然的に，"大腸ポリープ（腺腫）は癌化するから"といって，盛んに"大腸ポリープ刈り"が行われるようになった．しかし，その連続学説たるや，多くの矛盾を孕んでいる非科学的な学説であり，癌の病理組織学的さらには細胞学的定義を無視したことに始まっている．それにもかかわらず，日本

表12 Morson B.C.(1972)による大腸腺腫の異型度分類と癌の定義

| 異型度 | 異型腺管の存在部位 | |
| --- | --- | --- |
| | 粘膜内に限局 | 粘膜下組織 |
| 軽度 | 軽度異型腺腫 | 偽浸潤を伴う軽度異型腺腫※ |
| 中等度 | 中等度異型腺腫 | 偽浸潤を伴う中等度異型腺腫※ |
| 高度 | 高度異型腺腫 | **癌腫** |

※粘膜下組織における粘液癌を含む.

においてはいまだ鹿鳴館思想から脱けきれていないのであろうか,1980年代までは腺腫-癌連続学説が強く支持されていた(**表11**).

### 2. Morsonによる大腸癌組織診断基準と腺腫-癌連続学説の誤り

Morson(1972)による大腸癌の腺腫-癌連続学説は,大腸腺腫と癌の異型度分類と癌の定義に基づいている(**表12**).すなわち,大腸癌を"高度異型腺管の粘膜下組織浸潤",そして粘膜内に存在している高度異型腺管は癌ではなく,高度異型腺腫としているのである.このような大腸癌の定義からは,腺腫-癌連続学説を導くことができる.しかし,この定義は腫瘍病理組織学の大前提(公理1)を無視した定義であり,そこからは論理的に多くの矛盾が浮上してくる.すなわち,大腸の癌化機序は『高度異型腺管が粘膜筋板を通過した瞬間に大腸癌が発生する』という奇妙なことになり,公理1と矛盾することになる.また,粘液産生細胞の多い癌が粘膜下組織に浸潤して粘液結節を形成する粘液癌の細胞は,一般的に異型度が軽度または中等度と認識される.そのような癌は,Morsonの異型度分類では異型度軽度または中等度に分類されている.粘膜下組織浸潤の粘液癌を癌と診断すると異型度分類と矛盾が生じるために,粘液癌をそれは癌ではなく"偽浸潤pseudoinvasion"を伴う腺腫としている.

この腺腫-癌連続学説は,肉眼水準での出来事においても矛盾をみることができる.すなわち,腺腫は隆起性発育を呈し,早期癌は無茎隆起

```
粘膜内癌の存在を認めて,
    異型度著明な腺腫＝粘膜内癌とすればよい,という.
そうすると,腺腫－癌連続学説は"de novo癌説"に化けてしまう
のであるが…!?
       【証明】
腺腫-癌連続学説：粘膜→腺腫→癌→転移

    異型度著明な腺腫の癌化頻度が高く,癌＝sm癌であるから,
腺腫-癌連続学説：粘膜→異型度著明な腺腫→sm癌

    異型度著明な腺腫＝粘膜内癌であるから,
De novo癌説：粘膜→粘膜内癌→sm癌
```

図10　日本の腺腫・癌連続学派が犯している自己矛盾

あるいは有茎隆起が多いが陥凹型も存在する．進行癌では圧倒的に陥凹型(2型)が多い．癌の発育は連続的であるから，隆起型腺腫が癌化して進行癌に発育する過程においては，隆起表面に潰瘍化が生じている癌が2型進行癌と同じくらいの頻度をもって存在しているはずである．しかし，そのような形態の癌の頻度は極めて低く，腺腫の癌化から進行癌に至る大腸癌の発育過程においては形態変化の不連続性つまり"失われた鎖の環Missing link"が存在することになる．このことに対して日本の大腸腺腫-癌連続学説学派は，『その変化は急激なるがゆえに，内視鏡検査でわれわれとは遭遇しない』という．内視鏡検査は一般的に昼間に行われている．そうすると，その急激な変化の多くは夜間に生起している，すなわち,急激な形態変化が夜間に生起している頻度が高いことになる．急激な形態変化を破局catastropheという，つまり，大腸空間においては"大腸癌，夜の破局nocturnal catastrophe of the colorectal cancer"が生じていることになる．

　日本の大腸腺腫-癌連続学説学派は，胃癌の場合と同じように，大腸粘膜内癌を認めている．そして，異型度分類に対しては，『Morson基準による異型度著明腺腫を粘膜内癌とすればよい』と主張する．そうすると，図10に示すように，連続学説はde novo癌説に化けてしまうのであ

表13 大腸粘膜内癌を認めている日本の癌研究の権威者による大腸癌組織発生

| 報告者（報告年） | 腺腫の癌化による癌の頻度 |
| --- | --- |
| 武藤ら（1975, 1987） | 98.3% |
| 味岡，渡辺（1988） | 90% |
| 佐藤，大内（1988） | 腺腫-癌連続学説肯定 |
| 味岡，渡辺（1989） | 腺腫-癌連続学説肯定 |
| 広田ら（1989） | 90% |
| 岩下（1989, 2009） | 腺腫-癌連続学説肯定 |

ほとんど大部分が腺腫癌連続学説学派である．現在は？

るが！？　そうであるにもかかわらず，異型度著明の腺腫をさらに異型度をもって癌腺管と異型度著明の腺腫腺管とに2分して，あるいは，"異型度をMorson基準に準じて"といって異型度を分類して，相も変わらず連続学説を頑なに主張しているのが現状である（**表13**）．彼らは主観的で非論理的なMorson異型度分類に，さらに主観を重ねている．

　Morsonによる腺腫-癌連続学説は多くの矛盾を孕み，明らかに論理的に実際的にも明らかに誤りである．それにもかかわらず，連続学説に固執しているのは，明治時代に刷り込まれた鹿鳴館思想の遺残のなせるわざなのであろうか！！　ヒトによる異型度判断は主観的であり，それをいかに客観化するか？　が，大腸癌の組織診断および大腸癌組織発生に求められている．

　以上のように，腺腫-癌連続学説は多くの矛盾を孕んでいて，明らかに誤りである．ヒトの諸臓器・組織に発生する悪性腫瘍の組織発生を鳥瞰的に眺めても，良性腫瘍を母地として発生する悪性腫瘍は極めて少なく，大部分の悪性腫瘍はいわゆる正常臓器・組織から発生している．この大腸癌組織発生に関する問題は，大腸腺腫・癌組織診断基準あるいは異型度認識に問題があることは明らかであるから，この大腸癌の組織診断基準を客観化することが必要なのである．

講演3. 3つの公理の上に建つ胃癌と大腸癌の臨床病理学的構造

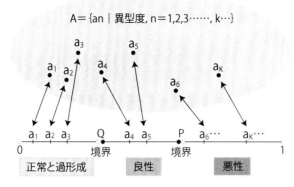

**図11** 異型度の全体集合と異型度線分との一対一対応

異型度線分　0 ─────── P ─────── 1
　　　　　　　……B₃B₂B₁　M₁M₂M₃……

思考上では　　　$B_3 < P$,　$P < M_3 → B_3 < M_3$
実際には　　　　$B_3 = P$,　$P = M_3$（ヒトの性）
　　　　　　∴　$B_3 = M_3$

**図12** 異型度線分上における良性域（B）と悪性域（M）その境界点P近傍における異型度の判断

## 3. 大腸腺腫と癌の組織診断基準の客観化と大腸癌組織発生

### 1) 異型度とは

ある組織に"異型性がある"とは，正常大腸粘膜構造または粘膜組織模様からの形態的な"かけ離れ"であり，異型度とは"かけ離れの程度"である．顕微鏡下で任意の大きさに切り取られる組織模様は無数にあり，同一である2つ以上の組織模様は決して存在しない．したがって，われわれは思考上でそれら無数の異なる組織模様をその"かけ離れの大きさ"の順にならべることができ，それらを数直線上の一点と一対一に対応づけることができる．すなわち，異型度は連続体としての性質があ

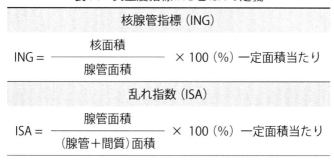

表14　異型度指標INGとISAの定義

り，異型度をもって良性・悪性に振り分ける組織診断は，診断対象が異型度線分上で良性域と悪性域とを分ける点Pのいずれの域に属しているかの決定である(図11, 12).

2) 異型度線分上における良性悪性不確実域，その存在は必然であること

異型度線分上で，良性悪性分割点Pの近傍領域における異型度の判断は，困難である(図12). すなわち，点P近傍領域に存在する無数の異型度は，思考上では区別が可能であっても，実際には区別することが不可能である(ヒトの性). 点P近傍領域には，ヒトのパターン認識能をもって良性悪性を区別することのできない不確実域が存在し，それは必然である. この良性悪性不確実域に存在する問題を客観的に解決するためには，より経験豊かな経験者をもってしてもそれは所詮"経験者の主観"にしかすぎない.

3) 異型度模様の数値化

異型度の判断は，顕微鏡下に切り取られた腫瘍の組織像が正常粘膜像に比べてどれくらいかけ離れているかである．その乱れの程度は，細胞水準および構造(組織)水準において判断されている．一般的に，細胞水準でのかけ離れの程度の主たる所見は核細胞質比(N/C比)であり，構造水準でのそれは腺管密度の増加である．ここで，ある一定面積当たりの核細胞質比を核腺管指標(ING)，そして腺管密度を乱れ指標(ISA)と

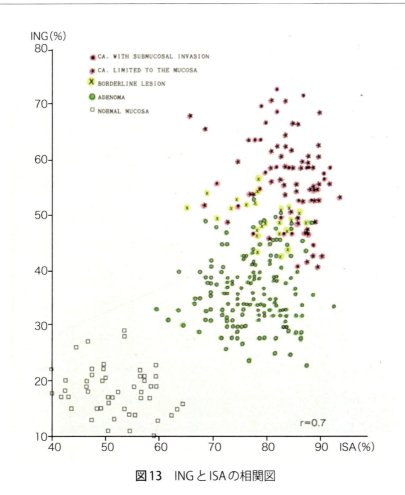

**図13** INGとISAの相関図

定義する(**表14**).そして,コンピュータ画像解析装置を用いて多数の顕微鏡視野を計測する.

　良性悪性を客観的に区別するための異型度計測に際しては,対象を誰しもが(95%)癌,良性腺腫,正常と判断する多数の視野について計測を行う.計測の結果,それぞれの群においてISAとINGの計測値は正規分布を示した.また,良性悪性以外の境界病変とされた計測値は良性腺腫の群と癌の群の間の値を示した.ING値とISA値の相関係数 $r = 0.7$ で

表15 良性悪性を振り分けるための二変量判別式

| 腺腫と癌を振り分けるための判別式： |
|---|
| $Fca = 0.08 \,(\text{ING}) + 0.04 \,(\text{ISA}) - 6.59$ |
| $Fca > 0$：癌，$Fca < 0$：腺腫 |
| 軽度異型過形成性腺管群と腺腫を振り分けるための判別式： |
| $Fad = 0.05 \,(\text{ING}) + 0.07 \,(\text{ISA}) - 6.47$ |
| $Fad > 0$：軽度異型腺腫，$Fad < 0$：過形成腺管群 |

表16 二変量線形判別関数を用いて導かれた大きさ2cm以下の大腸癌の組織発生

| 癌組織発生 | 大きさ (cm) | | | 合計 |
|---|---|---|---|---|
| | 〜0.5 | 0.6〜1.0 | 1.1〜2.0 | |
| De novo 癌 | 51<br>(96%) | 147<br>(74%) | 143<br>(65%) | 341<br>(72%) |
| 腺腫由来癌 | 2<br>(4%) | 53<br>(26%) | 78<br>(35%) | 133<br>(28%) |
| 合計 | 53<br>(100%) | 200<br>(100%) | 221<br>(100%) | 474<br>(100%) |

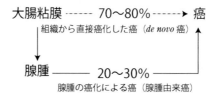

図14 大腸癌の組織発生

（中村恭一，他：良性悪性を客観的に振り分ける判別式から，1988）
判別式を用いて導かれた大腸癌の組織発生：大腸癌の大部分は直接粘膜から発生した癌である．

ある(**図13**).ここで,異型度指標を用いて確率的に良性腺腫と癌を2分するための二変量線形判別関数を求めることができる(**表15**).

4) 確率的に腺腫と癌とに振り分ける二変量線形判別関数と大腸癌組織発生

この良性悪性を振り分けの二変量判別式を用いて大きさ2cm以下の癌474例について計測すると,**表16**に示すように,大部分の大腸癌(72%)は*de novo*癌である.すなわち,腺腫-癌連続学説は誤りであり,大腸癌組織発生は『大部分の大腸癌は直接大腸粘膜から発生するいわゆる*de novo*癌である(**図14**)』ことになる(中村ら,1987).

1989年第29回日本大腸癌研究会(会長・喜納勇),および1996年第45回(会長・西沢護)において大腸癌組織発生に関するアンケート調査が行われた.

第29回のアンケートでは,腺腫由来癌が75%,*de novo*癌25%,第45回のそれでは腺腫由来癌25%,*de novo*癌75%と逆転している(**表11**参照).

5) 大腸癌組織発生別にみた大腸癌の生物学的振る舞いの差

1996年,白壁フォーラムで大きさ2cm以下の大腸癌約5,000例について,大腸癌の組織発生別にみた生物学的振る舞いについての検討がなされた.その結果,**表17**と**表18**に示すように,*de novo*癌と腺腫由来癌との間には差異が認められた.すなわち,大腸進行癌へと発育進展しているのは大部分が*de novo*癌であり,腺腫由来癌の大部分は早期の段階で発見切除されていて進行癌へと進展する頻度は低いとみなされる.

### 4. 大腸癌の臨床病理学的構造のまとめ

1) 大腸癌の70～80%は*de novo*癌,20～30%は腺腫由来の癌であり,陥凹型腺腫由来の癌とされている癌は*de novo*癌である.

2) *De novo*癌は大きさ1cm前後で粘膜下組織に浸潤し,2cm前後で進行癌となる.腺腫由来癌は,ほとんど進行癌とはならない.

3) "癌の組織発生と肉眼型とは関係なし"との仮説を棄却して誤る率 $P \cong 0$. すなわち,白壁フォーラム統計からは,無茎性隆起および陥凹型癌ならば*de novo*癌であるが成り立つ.

**表17** 大きさ2cm以下の大腸癌．癌組織発生別にみた生物学的振る舞いの違い【1】

| | *De novo* 癌 | 腺腫由来の癌 |
|---|---|---|
| ◆癌細胞発生の部位： | 腺管下部1/2. | 腺腫の表層1/2. |
| ◆肉眼型： | 陥凹型または陥凹・隆起型（IIc, IIc+IIa）<br>無茎性隆起型（IIa, Is） | 有茎性隆起型（Ip）<br>無茎性隆起型（IIa, Is） |
| ◆癌浸潤率： | 高い | 極めて低い |
| ◆進行癌への発育： | 2 cm前後 | 稀 |
| ◆リンパ節転移の頻度： | 約5% | 稀 |

（Shirakabe Forum, 1996）

**表18** 大きさ2cm以下の大腸癌．癌組織発生別にみた生物学的振る舞いの違い【2】

| | *De novo* 癌 | | 腺腫由来の癌 | |
|---|---|---|---|---|
| | 陥凹型または<br>陥凹・隆起 | 無茎性<br>隆起 | 無茎性<br>隆起 | 有茎性<br>隆起 |
| 癌浸潤率： | 50% | 20% | 4% | 2% |
| 進行癌の頻度： | 22% | 5% | 0% | 0% |
| リンパ節転移の頻度： | 9% | 3% | 0% | 0% |

（Shirakabe Forum, 1996）

## 3 ▶ 胃癌と大腸癌の細胞・組織発生のまとめ

　1970年代以前の胃癌組織発生は胃潰瘍癌説，そして2000年代以前の大腸癌組織発生は腺腫癌化説が主流であった．それらの学説は，いずれもその分野の経験者あるいは権威者の主観に基づく学説である．さらには，胃および大腸癌に関する多くの論文は，権威者によるその学説を無批判に受け容れ，追従するものであった．

　以上のような環境の中で，胃癌と大腸癌の組織発生とその臨床病理学的意義について眺めてみると，それら2つの学説は相関関係を因果関係として，そして論理性に乏しい権威者の主観であることが明らかであった．そこで，一般的に受け容れられている学説に対峙するためには，当然のことではあるが，学説に論理性を与える必要がある．さらには，導かれた学説が実際の癌診療と無関係なことであると意味がない．しかし，導かれた学説および導く過程から派生する命題を証明することによって，実際の診療に役立つ結論が導かれ，3つの公理の上に建つ胃と大腸癌の細胞・組織発生を基底とした臨床病理学的な構造が築かれた．これが"胃癌の構造"および"大腸癌の構造"としたゆえんである．

### ❖文献
1) 中村恭一：胃癌の構造，第3版，医学書院，東京，2005
2) 中村恭一，馬場保昌：Linitis plastica型胃癌，その成り立ちと早期診断，医学書院，東京，2011
3) 中村恭一：大腸癌の構造，改訂第2版，医学書院，東京，2010
4) 白壁フォーラム編集委員会(編)：白壁フォーラム・大腸疾患の診断，医学書院，東京，1996

# Q&A 質疑応答

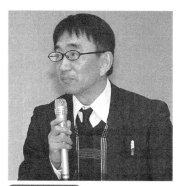
和田 先生

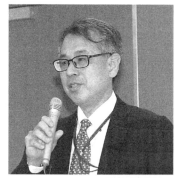
八尾 先生

【和田】中村先生どうもありがとうございました．先生にコメントできるのは消化管病理学リーダーの八尾隆史先生しかいません．八尾先生にコメントしていただきたいと思います．

【八尾】中村先生お久しぶりです．相変わらずの中村節を聞かせていただいて大変感じ入っております．多分20年ぐらい前だと思いますが，博多の中州で私の叔父とご一緒させていただいたことがあります．そのときに「人間の身体というのは単純にいうとドーナッツなんだよ」といわれてその発想の素晴らしさに大変びっくりした記憶があります．いろいろなことを考えながら学問をしていく必要があると当時思いました．今日のお話は3つの公理の上に建つ理論を考えながらものごとを客観的にみて理論化して証明していく．具体的にお示しいただいて大変勉強になりました．今後われわれも先生に負けることなく，理論をちゃんとしながらいろいろなことを研究していきたいと思います．今日はありがとうございました．

# 編集後記

　「is beautiful 伊豆」というキャッチフレーズがJRの駅のあちらこちらに展示されている．違うだろう，もしそれを言うなら「伊豆 it beautiful？」が本質であろうと思いながら毎日JR東海道線を利用している．ちなみに，この本のキャッチフレーズは「It 伊豆 Gut」である．

　さて，昨年3月1日に最後の伊豆Gutを開催しました．その後，65歳の定年で順天堂大学医学部附属静岡病院を辞し，湘南東部総合病院に籍を移して肝臓病診療を継続しています．大学を離れるとますます縁遠い消化管の勉強の中心が本を紐解くことから，耳学問へとますます移行しつつあります．

　この伊豆GUTは素晴らしい執筆者のもと活気ある討論が展開されていて，耳学問中心の小生にとってもわかりやすくなっている．伊豆GUTの最後を締めくくるにふさわしい執筆者に登場していただき気持ちよく締めることができました．ピロリ菌と胃癌研究の第一人者である高橋信一教授，大腸がんと内視鏡で工藤教授の仲間で，かつ順天堂大学医学部附属静岡病院病理の山野先生の兄上の山野泰穂先生，そして「おおとり」を現在も横浜で病理診断学を継続されている中村恭一名誉教授と，門外漢でもわくわくする内容でした．

　これも一緒に立ち上げてくれた順天堂大学医学部附属静岡病院病理学教室教授の和田了先生のおかげであるといつも感謝しております．和田了先生のお兄さまとは新潟大学で片や第一内科，此方第三内科の旧知の間柄であり，平成16年に静岡病院に来た時からその弟ぎみにお世話になっておりました．

　また，エーザイ株式会社には毎年会を開催していただき，そして必ず一冊の本に仕立て上げるという無理を継続して引き受けていただきこちらも多謝，多謝であります．

　そして，毎回，世界中を駆け巡って超多忙な昭和大学北部病院消化器病センター長の工藤進英教授に参加していただくことにより，この会を「びしっ」と引き締まる会にしていただいたことは感謝の念に堪えません．

　今までの伊豆GUT合計8冊を大切に，これからの診療に役立たせたいと思っております．皆さま長い間ご支援いただきましてありがとうございました．

（2015年3月3日記す）

　　　　　　　　　　　世話人代表，日本ペンクラブ会員　　市田　隆文

第8回伊豆GUT研究会
## 伊豆GUT（伊豆ガット）；消化管の病気を學ぶ！【第8巻】

2015年3月18日　第1版第1刷発行

定　　価　本体2,000円＋税
編　　集　市　田　隆　文
発　行　人　坪　谷　美　枝
発　行　所　株式会社アークメディア
　　　　　　〒102-0075 東京都千代田区三番町 7-1
　　　　　　TEL 03-5210-0821（代）・FAX 03-5210-0824
　　　　　　振替口座　00160-5-129545
　　　　　　ISBN 978-4-87583-201-0　C3047

Ⓒ 2015 Printed in Japan　　　　　　　　　　　　〔検印廃止〕

落丁・乱丁本はお取り替えいたします。

・本書に掲載する著作物の複製権・翻訳権・上映権・譲渡権・公衆送信権（送信可能化権を含む）は，株式会社アークメディアが保有します．

・JCOPY ＜（社）出版者著作権管理機構　委託出版物＞
本書の無断複写は著作権法上での例外を除き禁じられています．
複写される場合は，そのつど事前に，（社）出版者著作権管理機構
（電話03-3513-6969，FAX 03-3513-6979，e-mail: info@jcopy.or.jp）の許諾を得てください．